Prof. Dr. med. Martin Marziniak

Aktiv gegen Schmerzen bei Multipler Sklerose

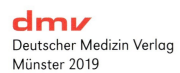

Deutscher Medizin Verlag
Münster 2019

Prof. Dr. med. Martin Marziniak
Aktiv gegen Schmerzen bei Multipler Sklerose

Redaktion, Wiss. Beratung, Realisation:
LEENERS Gesundheit & Kommunikation GmbH
Dr. Katharina Leeners, Münster

Gestaltung: promedici – Agentur für Gesundheitskommunikation, Münster

Bezug:
LEENERS Gesundheit & Kommunikation GmbH, Annette-Allee 33, 48149 Münster
Tel.: 0251 931390-20, E-Mail: info@dmv-direkt.de, www.dmv-direkt.de

dmv Deutscher Medizin Verlag
1. Auflage, Münster (Westfalen): dmv 2019

ISBN 978-3-936525-85-4

Dieses Buch wurde von Almirall Hermal finanziell unterstützt.

Dieses Werk ist urheberrechtlich geschützt. Die dadurch begründeten Rechte, insbesondere die der Übersetzung, des Nachdrucks, des Vortrags, der Entnahme von Abbildungen und Tabellen, der Funksendung, der Mikroverfilmung oder der Vervielfältigung auf anderen Wegen und der Speicherung in Datenverarbeitungsanlagen, bleiben, auch bei nur auszugsweiser Verwertung, vorbehalten. Eine Vervielfältigung dieses Werkes oder von Teilen dieses Werkes ist auch im Einzelfall nur in den Grenzen der gesetzlichen Bestimmungen des Urheberrechtsgesetzes der Bundesrepublik Deutschland vom 9. September 1965 in der jeweils gültigen Fassung zulässig. Sie ist grundsätzlich vergütungspflichtig. Zuwiderhandlungen unterliegen den Strafbestimmungen des Urheberrechtsgesetzes.
© dmv Deutscher Medizin Verlag, Münster 2019
Printed in Germany
Die Wiedergabe von Gebrauchsnamen, Handelsnamen, Warenbezeichnungen usw. in diesem Werk berechtigt auch ohne besondere Kennzeichnung nicht zu der Annahme, dass solche Namen im Sinne der Warenzeichen- und Markenschutz-Gesetze als frei zu betrachten wären und daher von jedermann benutzt werden dürften.
Produkthaftung: Für Angaben über Dosierungsanweisungen und Applikationsformen kann vom Verlag keine Gewähr übernommen werden. Derartige Angaben müssen vom jeweiligen Anwender im Einzelfall anhand anderer Literaturstellen und der jeweils gültigen Gebrauchsinformationen auf ihre Richtigkeit überprüft werden.

Inhalt

Multiple Sklerose und Schmerzen 5

Was ist Multiple Sklerose? 5
Was sind Schmerzen? 7
    Akute und chronische Schmerzen 8
Schmerzen bei MS 9

Ursachen für Schmerzen bei MS 11

Primär MS-assoziierte Schmerzen als
unmittelbare Folge der MS 11
Sekundär MS-assoziierte Schmerzen
als indirekte Folge der MS 13
Schmerzen als Folge der MS-Therapie 14

Diagnose von Schmerzen 15

Anamnese 15

> **Checkliste Schmerzen** 16
> Einige Fragen zur Schmerzanamnese 16
> Das Schmerz-Tagebuch 22

Körperliche und neurologische
Untersuchungen 24
    Körperliche Untersuchung 24
    MRT und Überprüfung der
    Leitfähigkeit der Nervenbahnen 24

Behandlung von Schmerzen 27

Die multimodale Schmerztherapie 29

Die medikamentöse Schmerztherapie 29
    NSAR – Nicht Steroidale
    Entzündungshemmer 31
    Opioide 31
    Invasive Therapien 32
    Antidepressiva 32
    Antikonvulsiva 33
    Antispastika 33
    Botulinumtoxin A 33
    Cannabinoide 34
Physiotherapie 36
    Bobath-Konzept 37
    PNF-Therapie 38
    Vojta-Therapie 38
    Physikalische Maßnahmen 39
Akupunktur 39
Ergotherapie und Hilfsmittelversorgung 40
Psychotherapie 40
Verhaltenstherapie 41
Entspannungsverfahren 42
    Progressive Muskelentspannung
    nach Jacobsen 43
    Autogenes Training 43
    Yoga 44
    Qigong 44
Biofeedback 45
Hypnose 45

Zusammenfassung 46

Literaturverzeichnis 48

Tabellen- und Abbildungsverzeichnis

Tabellen

Tabelle 1:	Symptome der MS	6
Tabelle 2:	Schmerzen als unmittelbare Folge der MS	12
Tabelle 3:	Schmerzen als indirekte Folge der MS	13
Tabelle 4:	Ziele der Schmerztherapie	28
Tabelle 5:	Maßnahmen zur Schmerztherapie bei Multipler Sklerose	35

Abbildungen

Abb. 1:	Wie Schmerzen wahrgenommen werden	7
Abb. 2:	Teufelskreis chronischer Schmerz	9
Abb. 3:	Beeinträchtigungen/Schmerzen im Krankheitsverlauf der MS	10
Abb. 4:	Unterteilung der Schmerzen bei MS	11
Abb. 5:	Schmerzanamnese – die gründliche Befragung nach der Krankengeschichte	15
Abb. 6:	Anamnestische Zuordnung: Ein realistisches Behandlungsziel vereinbaren	26
Abb. 7:	Die multimodale Schmerztherapie bei Multipler Sklerose	29
Abb. 8:	WHO-Stufenschema zur medikamentösen Schmerztherapie	30
Abb. 9:	Ziele der Physiotherapie in der Schmerzbehandlung	36

Multiple Sklerose und Schmerzen

Was ist Multiple Sklerose?

Multiple Sklerose (MS) ist eine chronisch-entzündliche Erkrankung des zentralen Nervensystems (ZNS), welche das Gehirn und Rückenmark umfasst.

Typisch für MS sind herdförmige Läsionen (Verletzungen des Gewebes, Narben) im ZNS. Sie entstehen durch eine Entzündungsreaktion an der Schutzschicht der Nervenfasern, dem sogenannten Myelin. Dadurch kommt es im ZNS zu einer Zerstörung der Myelinschicht (Demyelinisierung) und axonalen Schäden (Beschädigung der Nervenfasern).

MS verläuft in den meisten Fällen schubförmig. Treten akut neue Symptome auf oder verschlechtern sich bereits bestehende Symptome, spricht man von einem sogenannten MS-Schub.

Im akuten MS-Schub behandelt man die Entzündung mit hochdosiertem Kortison. In vielen Fällen bilden sich dabei die Entzündungsherde im Gehirn und Rückenmark wieder vollständig zurück. Es verbleiben jedoch oft Vernarbungen am Nervengewebe, die dauerhaft zu neurologischen Beeinträchtigungen führen können.

Bis heute gibt es noch keine medikamentöse Therapie, welche MS heilen kann. Allerdings steht inzwischen eine Reihe immunmodulatorischer und immunsuppressiver Therapien zur Verfügung, die den Krankheitsverlauf effektiv verlangsamen können.

Je nach Lage der Läsionen können ganz verschiedene neurologische Symptome (↑ Tabelle 1, S. 6) auftreten. Die MS-Symptome selbst werden gezielt durch verschiedene medikamentöse und nicht-medikamentöse Therapien behandelt.

Multiple Sklerose und einige MS-Symptome sind häufig auch mit Schmerzen verbunden. Die Schmerztherapie ist somit ein wichtiger Baustein der MS-Therapie.

Tabelle 1: Symptome der MS

Missempfindungen	• Kribbeln („Ameisenlaufen") • Taubheitsgefühl • Juckreiz • Gefühlsstörungen der Haut
Sehstörungen	• Verschwommenes / unscharfes Sehen • Doppelbilder • Augenbewegungsstörungen
Bewegungsstörungen	• Kraftlosigkeit (Lähmung der Muskeln) • Muskelsteifigkeit / Spastik • Koordinations- und Gleichgewichtsstörungen • Zittern
Blasen- und Darmstörungen	• Häufiger Harndrang • Blasenentleerungsstörungen • Verstopfung • Inkontinenz
Schmerzen	• Neuropathische Schmerzen • Kopfschmerzen • Muskel- und Gelenkschmerzen
„Unsichtbare Symptome"	• Depression • Fatigue • Kognitive Störungen
Sonstige	• Sprechstörungen • Schluckstörungen • Sexualitätsstörungen

Was sind Schmerzen?

Schmerzen sind eine natürliche Wahrnehmung des Körpers, die als unangenehm bis unerträglich empfunden wird. Sie dienen dem Körper als Warnsignal und sollen ihm signalisieren, dass etwas nicht in Ordnung ist. Das kann eine körperliche oder psychische Verletzung sein, Kälte, Hitze oder eine Entzündung im Körper. Manchmal reicht sogar schon die Beobachtung, dass andere Schmerzen erleiden, um selbst Schmerz zu empfinden.

Fast im gesamten Körper befinden sich sogenannte Schmerzrezeptoren (Nozizeptoren). Sie kommen als freie Nervenendigungen in allen schmerzempfindlichen Geweben des Körpers vor und reagieren auf Reize wie Verletzungen, Temperatur oder Druck.

Verletzung
Geschädigtes Gewebe schüttet einen Botenstoff aus, welcher die Nozizeptoren reizt. Ein Schmerzsignal wird an das Rückenmark gesendet.

Rückenmark
Das Schmerzsignal wird empfangen und löst dort ggfs. eine Abwehrreaktion aus. Außerdem wird das Signal an das Gehirn weitergeleitet.

Gehirn
Das Gehirn empfängt das Schmerzsignal. Dadurch können wir es wahrnehmen. Weitere Reaktionen darauf werden von dort ausgelöst.

Abbildung 1: Wie Schmerzen wahrgenommen werden

Akuter Schmerz → **Chronischer Schmerz**

Wird Gewebe verletzt, setzen die geschädigten Zellen unmittelbar Botenstoffe frei. Diese reizen die Schmerzrezeptoren und senden ein Schmerzsignal zum Rückenmark. Dort wird unter Umständen direkt ein Abwehrreflex ausgelöst wie „das Bein zurückziehen". Außerdem wird der Reiz an das Gehirn weitergeleitet und verarbeitet (↑ Abbildung 1, S. 7).

So nehmen wir den Schmerz schließlich wahr und reagieren darauf, z. B. mit einer Stressreaktion. Das Gehirn kann aber auch dafür sorgen, dass das Rückenmark Substanzen freisetzt, die den Schmerz hemmen können. In Extremsituationen schüttet der menschliche Körper sogenannte Endorphine aus, durch die kurzfristig Schmerzen teilweise oder sogar ganz ausgeschaltet werden können.

Akute und chronische Schmerzen

Akute Schmerzen sind auf einen äußeren oder inneren Reiz durch eine akute Erkrankung oder Gewebeschädigung zurückzuführen und treten zeitlich begrenzt auf. Wenn Schmerzen länger als 3 bis 6 Monate anhalten, spricht man von chronischen Schmerzen. Teilweise ist keine klare Ursache mehr für den Schmerz erkennbar. Selbst leichte Reize wie eine sanfte Berührung können dann plötzlich als Schmerz empfunden werden, auch nachdem die Verletzung bereits abgeheilt ist. Fast immer verlieren chronische Schmerzen ihre Schutzfunktion, um vor einer Gewebeschädigung zu warnen.

Wenn man unter chronischen Schmerzen leidet, wird oft das ganze Denken und Empfinden davon beherrscht (↑ Abbildung 2). Aus Angst und Sorge vor dem Schmerz schränken die Betroffenen ihre normalen körperlichen und sozialen Aktivitäten stark ein. Sie möchten sich lieber schonen, dem Schmerz ausweichen und ziehen sich deshalb aus ihrem bisherigen Leben zurück. Inaktivität sorgt wiederum dauerhaft für eine schlechte Stimmung, man wird unbeweglich und verliert an Ausdauer und Kraft.

Die verminderte Leistungsfähigkeit führt selbst bei alltäglichen Dingen zu einer schnelleren Ermüdung. Auch bringt sie viel Unverständnis des sozialen und beruflichen Umfeldes mit sich und führt so zu weiteren Problemen in Beruf und Privatleben. Das belastet den Alltag von Betroffenen erheblich.

Stress, Angst oder Depression können dazu führen, dass die Schmerzschwelle niedriger wird. Diesem Teufelskreis kann man durch eine umfassende und rechtzeitige Schmerzbehandlung entgehen.

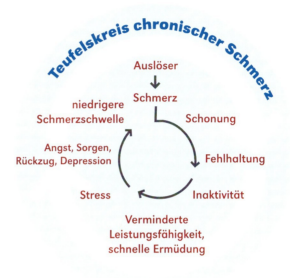

Abbildung 2: Teufelskreis chronischer Schmerz

Schmerzen bei MS

Schmerzen sind ein häufiges Symptom bei MS. In Studien wird beschrieben, dass bis zu 86 % der MS-Erkrankten im Verlauf der Erkrankung mindestens einmal unter Schmerzen leiden.[1]

Ungefähr 30 % aller Medikamente, die zur symptomatischen Behandlung der MS eingenommen werden, dienen der Schmerzbehandlung.[1]

Mit steigendem Alter, längerer Krankheitsdauer und zunehmenden Beeinträchtigungen treten auch vermehrt Schmerzen auf (↑ Abbildung 3). Menschen, die an der chronisch-progredienten Verlaufsform der MS erkrankt sind, haben zudem häufiger Schmerzen.[2]

Schmerzen beeinträchtigen die MS-Erkrankten sowohl in ihrem Alltag als auch im Beruf und vermindern dadurch ihre Lebensqualität. Hinsichtlich der gesundheitsbezogenen Lebensqualität (SF36-Gesundheitsfragebogen: Messinstrument zur Erfassung der gesundheitsbezogenen Lebensqualität von Patienten) zeigt sich eine signifikante Beeinträchtigung der körperlichen und emotionalen Gesundheit.[1]

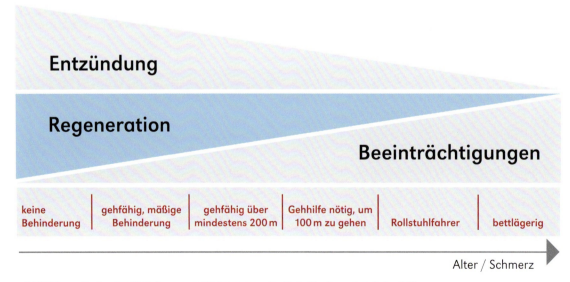

Abbildung 3: Beeinträchtigungen / Schmerzen im Krankheitsverlauf der MS (modifiziert nach Solaro et Uccelli 2011)

Ursachen für Schmerzen bei MS

Die Ursachen und Art der Schmerzen sind sehr unterschiedlich.[3] Schmerzen bei Multipler Sklerose können als direkte oder indirekte Folge der Nervenschädigung auftreten, wie auch durch die MS-Therapie selbst (↑ Abbildung 4).

Primär MS-assoziierte Schmerzen als unmittelbare Folge der MS

Primär MS-assoziierte Schmerzen treten als unmittelbare Folge der MS auf. Sie können bei Menschen mit MS anfallsartig oder chronisch auftreten. Ursache für die Schmerzen ist zunächst die Schädigung der Nervenfasern, die sich je nach Lage unterschiedlich auswirken kann (↑ Tabelle 2, S. 12).

Das somatosensorische System verarbeitet Reize u.a. von Haut-, Gelenk- und Muskelrezeptoren und sorgt für die Wahrnehmung von Berührung, Druck, Temperatur und Schmerz. Als Folge einer Schädigung des somatosensorischen Systems entsteht der neuropathische (neurogene) Schmerz ohne weiteren äußeren schmerzauslösenden Reiz. Liegen die entzündlichen Herde (Läsionen) im Bereich der Hirnnerven, sind die Augenbewegung, der Lidschlag oder die Bewegung der mimischen Gesichtsmuskulatur (z. B. Nervus facialis) betroffen.

Typisch für einige neuropathische Schmerzsyndrome sind anfallsartig auftretende, einschießende, stechende Schmerzattacken wie

Schmerzen bei Multipler Sklerose

als unmittelbare Folge der MS	als indirekte Folge der MS	durch die MS-Therapie

Abbildung 4: Unterteilung der Schmerzen bei MS

Tabelle 2: Schmerzen als unmittelbare Folge der MS[4]

Schmerzen als unmittelbare Folge der MS

- Trigeminusneuralgie (Trigeminusneuropathie)
- Einschießende Spastik (inkl. Blasenspastik)
- Lhermitte-Zeichen
- Augenbewegungsschmerzen
- Sensible Symptome bei neuropathischen Schmerzsyndromen

Negativsymptome

- Reduzierte Empfindung oder Taubheit bei Berührungs-, Vibrations-, Wärme- oder Kältereizen

Positivsymptome:

- Spontaner Schmerz wie Kribbeln („Ameisenlaufen"), unangenehme Missempfindungen, einschießende Schmerzattacken, oberflächliche anhaltende schmerzhafte Empfindung (Parästhesie)
- Brennender, stechender oder stumpfer Schmerz hervorgerufen u.a. durch normalerweise nicht schmerzhafte Berührung, Druck, Kälte, Wärme (Dysästhesie)

z. B. die Trigeminusneuralgie (hier ist der fünfte Hirnnerv betroffen, der für die Gefühlsempfindungen an der Gesichtshaut verantwortlich ist). Die Schmerzen können sich zudem als Kribbelparästhesien (Ameisenlaufen) und Dysästhesien (schmerzhafte Missempfindungen / Sensibilitätsstörungen wie „pelziges Gefühl") äußern. Einige Menschen leiden unter schmerzhaften spontan einschießenden Spastiken (Muskelkrämpfe) wie Blasenspastiken oder Restless-Legs-Syndrom (unruhige Beine).

Das Lhermitte-Zeichen zeigt sich durch ein elektrisierendes, schmerzhaftes Gefühl, wenn der Kopf passiv nach vorne mit dem Kinn Richtung Brust gedrückt wird. Es ist verbunden mit Entzündungsherden im Rückenmark und zeigt sich auch bei normalen Alltagsbewegungen. Schmerzhafte Augenbewegungsstörungen können durch eine Entzündung des Sehnervs (Optikusneuritis) verursacht werden. Kommt es zu einer kompletten Unterbrechung von Nervenbahnen im Rückenmark oder Hirnstamm, können bestimmte Informationen nicht mehr an das zentrale Nervensystem (ZNS) weitergeleitet werden. Die Blockierung der Nervenbahnen nennt man Deafferenzierung. Dadurch können sich im Verlauf aus einem anfänglichen Taubheitsgefühl dauerhaft schmerzhafte Empfindungen entwickeln (Deafferenzierungsschmerz).

Sekundär MS-assoziierte Schmerzen als indirekte Folge der MS

Sekundär MS-assoziierte Schmerzen treten als indirekte Folge der MS auf. Sie unterscheiden sich von den primär MS-assoziierten Schmerzen darin, dass die neuronalen Strukturen prinzipiell intakt sind. Die sogenannten nozizeptiven Schmerzen entstehen mehr oder weniger als Folge eines MS-assoziierten Symptoms (↑ Tabelle 3).

Die Spastik ist ein häufiges Symptom der MS und tritt im Verlauf der MS bei bis zu 70 % der Patienten auf.[5] Die unwillkürlichen Muskelkontraktionen können permanent oder unerwartet (einschießende Spastik) auftreten und sind meist schmerzhaft. Sie können dauerhaft zu Fehlstellungen des Bewegungsapparates führen. Dies kann wiederum Gelenkschmerzen,

Tabelle 3: Schmerzen als indirekte Folge der MS

Schmerzen als indirekte Folge der MS

- Schmerzhafte Spastik
- Schmerzen des Bewegungsapparates durch Spastik, Ataxie etc. vor allem Gelenkschmerzen bei langer Fehlhaltung durch Spastik
- Muskelverspannungen
- Kopfschmerzen durch Doppelbilder, Schiefstellung des Kopfes etc.
- Schmerzen durch Muskel- und Gelenkkontrakturen, Dekubitus (Wundliegen) etc.
- Blasenschmerzen bei häufigen Harnwegsinfekten
- Schmerzen durch schlecht angepasste Hilfsmittel wie Rollstuhl oder Schiene

schmerzhafte Muskelverspannungen oder Schmerzen bei Bewegungen mit sich bringen. Des Weiteren können Sehstörungen wie Doppelbilder Kopfschmerzen hervorrufen, während Blasenstörungen schmerzhafte Blasen- oder Harnwegsinfekte verursachen können.

Schmerzen als Folge der MS-Therapie

Nötige Therapiemaßnahmen und Medikamente, die bei MS eingesetzt werden, sind nicht immer komplikationslos. Durch eine häufige Kortisontherapie findet schließlich ein vermehrter Knochenabbau statt, welcher das Knochengerüst schwächt. Osteoporose (Knochenschwund) zeigt sich bei Betroffenen häufig zunächst durch Rückenschmerzen, im späteren Verlauf können auch Wirbelkörperbrüche aufreten.

Die immunmodulatorische Therapie kann grippeähnliche Beschwerden, Kopfschmerzen und

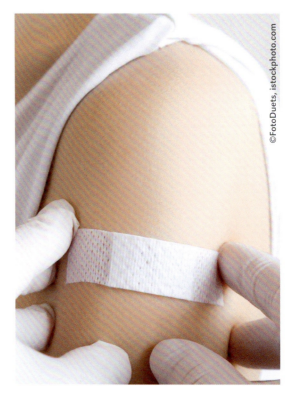

Muskelschmerzen hervorrufen. Injizierbare Therapien verursachen zudem oft Schmerzen an der Einstichstelle oder Veränderungen der Haut. Auch Schmerzen durch die Anwendung von Blasenkathetern sind nicht unerheblich.

Diagnose von Schmerzen

Es ist nicht immer leicht, die Ursache der Schmerzen herauszufinden und neuropathische Schmerzen von nozizeptiven Schmerzen zu unterscheiden. Hier kann ein Neurologe weiterhelfen, der in der Schmerzmedizin spezialisiert ist.

Die richtige Diagnose der Schmerzen ist wichtig für eine erfolgreiche Behandlung, denn nicht immer kommt man mit „normalen" Schmerzmitteln zum Ziel.

Anamnese

Bei der Anamnese wird der Patient gründlich nach der Schmerzgeschichte befragt (↑ Abbildung 5). Dies beinhaltet u. a. die Familiengeschichte, vorausgegangene Erkrankungen und Untersuchungen sowie eine detaillierte Beschreibung des Schmerzes.

Wann und wo der Schmerz auftritt, welche Symptome damit verbunden sind und wie lange er anhält, geben dem Arzt wichtige Hinweise. Sowohl körperliche als auch psychische Aspekte spielen dabei eine wichtige Rolle. Anhand dieser Ergebnisse kann der Arzt dann bereits eine erste Vermutung äußern, ob es sich beispielsweise um neuropathische Schmerzen handelt.

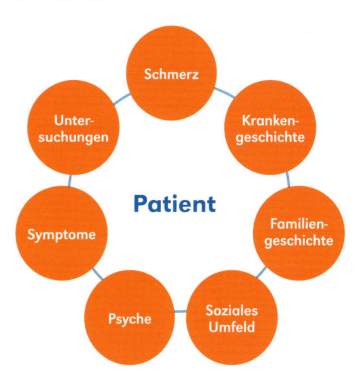

Abbildung 5: Schmerzanamnese – die gründliche Befragung nach der Krankengeschichte

Checkliste Schmerzen

Einige Fragen zur Schmerzanamnese

Bevor Sie einen Arzt wegen der Schmerzen aufsuchen, nehmen Sie sich ein wenig Zeit. Füllen Sie den folgenden Fragebogen aus und nehmen ihn mit zum Arztgespräch. Er wird Ihrem Arzt wichtige Hinweise zur Schmerzdiagnose und -behandlung liefern.

Wann haben die Schmerzen angefangen? _____

Häufigkeit

Wie oft treten Schmerzen auf?

- ○ Dauerhaft
- ○ Mehrmals täglich (wie oft?) _____
- ○ Täglich
- ○ Mehrmals wöchentlich (wie oft?) _____
- ○ Gelegentlich (wie oft?) _____

- ○ Anfallsartig
- ○ Nach bestimmten Tätigkeiten _____
- ○ Tagsüber
- ○ Nachts
- ○ Sonstige: _____

Welche Aussagen treffen auf Ihre Hauptschmerzen zu?

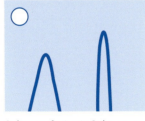
Schmerzfrei mit Schmerzattacken zwischendurch

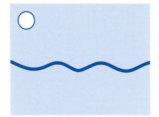
Dauerhaft Schmerzen mit leichten Schwankungen

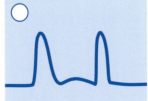
Dauerhaft Schmerzen mit gelegentlichen Schmerzattacken

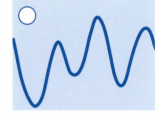
Dauerhaft Schmerzen mit starken Schwankungen

Lokalisation

An welchen Körperstellen treten die Schmerzen auf?

Zeichnen Sie die Stellen ein, an denen Sie Schmerzen haben.

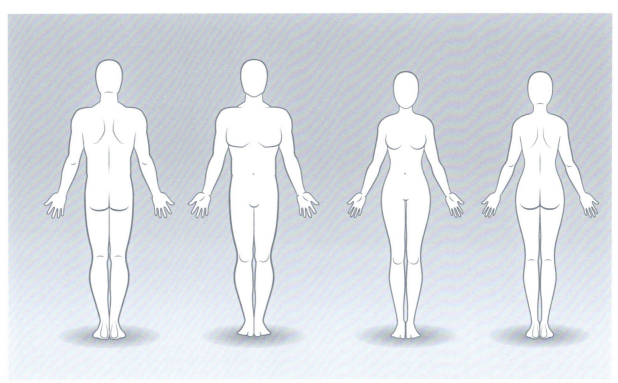

Art der Schmerzen

Wie fühlen sich die Schmerzen an?

- ○ Ziehen / Stechen
- ○ Messerstichartig
- ○ Brennend
- ○ Ameisenlaufen / Kribbeln
- ○ Sonstige: _____

Haben sich die Schmerzen im Laufe der Zeit verändert?

- ○ Wenn ja, wie? _____

Intensität

Wie stark sind Ihre Schmerzen?

Ordnen Sie die Schmerzen innerhalb einer Schmerzskala ein.

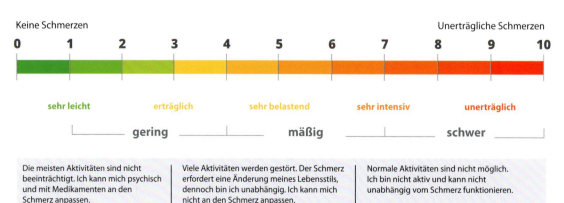

Auslöser

Gibt es einen bestimmten Auslöser für Schmerzen? (psychisch / körperlich)

- ○ Krankheitsverlauf (Schub u.a.) _____
- ○ Situationen (Familie, Freunde, Beruf u.a.) _____
- ○ Tätigkeiten (Arbeit, Hobbys u.a.) _____
- ○ Stress _____
- ○ Sonstige _____

Oder: Treten Schmerzen in bestimmten Situationen verstärkt auf?

- ○ Wenn ja, wann? _____

Lebensqualität

Inwieweit beeinträchtigen die Schmerzen Ihren Alltag bzw. Beruf (auf einer Skala von 1 bis 5)? (psychisch / körperlich)

	1	2	3	4	5
Familienleben (Stimmung, Aktivitäten u.a.)	○	○	○	○	○
Alltag (Ankleiden, Waschen u.a.)	○	○	○	○	○
Beruf (Arbeitsfähigkeit, Autofahren u.a.)	○	○	○	○	○
Freizeit (Hobbys, Freunde treffen u.a.)	○	○	○	○	○
Stimmung	○	○	○	○	○

Gibt es etwas, dass Sie aufgrund von Schmerzen nicht mehr machen?

○ Wenn ja, was? _____

Bisherige Untersuchungen / Behandlungen

Welche Untersuchungen erfolgten bisher zur Schmerzdiagnose?

○ Anamnese (Gründliche Befragung)
○ Laboruntersuchung (Liquor, Blut, Urin …)
○ Magnetresonanztomographie (MRT)
○ Computertomographie (CT)
○ Elektromyographie/Elektroneurographie (EMG / ENG)
○ Elektroenzephalographie (EEG)
○ Evozierte Potentiale

Welche Behandlungen zur Schmerztherapie wurden bisher verordnet?

Medikamente

Medikament	Einnahme			
	Morgens	Mittags	Abends	Nach Bedarf (Wie oft?)

Sonstige

- ○ Physio-/Bewegungstherapie (Welche?) _____
- ○ Naturheilkunde (Welche?) _____
- ○ Akupunktur / Akupressur (Welche?) _____
- ○ Entspannungsverfahren (Welche?) _____
- ○ Psychotherapie / Verhaltenstherapie (Welche?) _____
- ○ Sonstige (Welche?) _____

Was wirkte am besten?

- ○ _____

Eigene Motivation

Was unternehmen Sie selbst, um dem Schmerz entgegenzutreten?

- ○ Sport (z. B. Rückenschule, Gerätetraining)
- ○ Entspannungsverfahren
- ○ Auslöser vermeiden (Welche? Wie?) _____
- ○ Schonung
- ○ Sonstige (Welche?) _____

Das Schmerz-Tagebuch

Mit einem Schmerz-Tagebuch kann man Schmerzen regelmäßig dokumentieren. Beim nächsten Arztbesuch hilft es dabei, die Schmerzen genau zu beschreiben. Dadurch kann der Arzt besser die Ursache herausfinden und eine passende Behandlung einleiten.

Datum / Uhrzeit (Wann trat der Schmerz auf?)	Tätigkeit (Was haben Sie gerade gemacht?)	Körperstellen (Wo war der Schmerz?)

Stärke von 1 bis 10 (1=keine; 10=unerträglich)	Symptome (Stechen, Kribbeln, Taubheit usw.)	Maßnahmen gegen den Schmerz (Welche?)

Körperliche und neurologische Untersuchungen

Körperliche und neurologische Untersuchungen sind neben Laboruntersuchungen zur abschließenden Beurteilung des Schmerzsymptoms unerlässlich.

Die Blut- und Liquoruntersuchungen decken zunächst eine mögliche Entzündung im Körper oder im zentralen Nervensystem auf.

Körperliche Untersuchung

Bei der körperlichen Untersuchung werden nicht nur Körperbau und Reflexe überprüft, sondern auch körperliche Funktionen. So werden Kontrakturen, mögliche Fehlhaltungen, abgeschwächte Muskeleigenreflexe, Veränderungen der Haut oder Funktionsstörungen als Ursache für die Schmerzen nach und nach ausgeschlossen. Ob die Haut besonders schmerzempfindlich auf sensible Reize (Positivsymptome ↑ S. 12) wie Druck, Berührung, Kälte oder Wärme reagiert, wird durch sensible Testungen (Bedside-Tests) festgestellt.

Auch abgeschwächte Empfindungen (Minussymptome ↑ S. 12) können so aufgedeckt werden. Im weiteren Verlauf wird die Verdachtsdiagnose überprüft.

MRT und Überprüfung der Leitfähigkeit der Nervenbahnen

Mithilfe einer bildgebenden Diagnostik wie der Magnetresonanztomographie (MRT) lässt sich die Lage und das Ausmaß einer Läsion im Gehirn und Rückmark nachweisen.

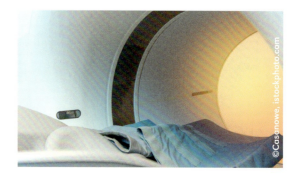

Die Evozierten Potentiale geben Aufschluss über eine veränderte Leitgeschwindigkeit der untersuchten Nervenbahnen. Der Sehnerv wird mittels Visuell evozierter Potentiale (VEP) untersucht, der Hörnerv mittels der Akustisch evozierten Potentiale (AEP), die sensiblen Nerven mittels der Somatosensibel evozierten Potentiale (SEP) und die motorischen Nerven mittels der Motorisch evozierten Potentiale (MEP). Gemessen werden jeweils die Stärke des ankommenden Reizes (Amplitude) und die Dauer (Latenz) bis der Reiz am Zielort angekommen ist.

Mit der Elektromyographie (EMG) wird die Reaktion der Muskeln auf einen elektrischen Reiz geprüft. Die Elektroneurographie (ENG) gibt Aufschluss über die Nervenleitgeschwindigkeit peripherer sensibler und motorischer Nerven. Letztere ist bei der MS regelrecht.

Bei Schädigungen der Nervenbahnen verändern sich die „normalen" Reaktionsmuster auf Reize. Die Untersuchungen lassen damit Rückschlüsse auf die Funktionsfähigkeit und die Schädigung der jeweiligen Nerven zu.

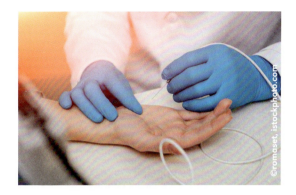

Nach der anamnestischen Zuordnung der Schmerzen, der weiterführenden Diagnostik und Feststellung der Beeinträchtigungen im Alltag sollten Arzt und Patient gemeinsam ein realistisches Behandlungsziel vereinbaren (↑ Abbildung 6, S. 26).

Dies beinhaltet neben der medikamentösen Therapie bzw. Therapieanpassung, abhängig von der Art der Schmerzen, meist Maßnahmen aus unterschiedlichen Bereichen. Dazu gehören u.a. die Schulung im Umgang mit Schmerzen, die Physiotherapie, Entspannungsverfahren, soziale Aktivitäten oder eine Rehabilitation.

Anamnestische Zuordnung des Schmerzes[6]

Nozizeptiv
(Verletzung, Druck, Hitze u.a.)

Neuropathisch
(Trigeminusneuralgie, Lhermitte-Zeichen, Dysästhesie u.a.)

Funktionell
(Schmerz als Ausdruck psychischer Beeinträchtigung)

Krankheitskonzept des Patienten / Vorstellungen zu Ursache und Therapie

<u>Weiterführende Diagnostik:</u> je nach Vordiagnostik und Verdacht

---

Untersuchung / Bewertung
- Wohlbefinden
- Alltagsfunktion
- Aktivität
- Sozialleben
- Stimmung
- Schlaf
- Medikamenteneinnahme und Nebenwirkungen

→ **Realistisches Behandlungsziel gemeinsam vereinbaren**

Abbildung 6: Anamnestische Zuordnung: Ein realistisches Behandlungsziel vereinbaren[6]

Behandlung von Schmerzen

Die Behandlung von Schmerzen bei Multipler Sklerose erfolgt nach den gleichen Prinzipien wie die Schmerzbehandlung allgemein. Zunächst gilt es immer, die Ursache herauszufinden und die Grunderkrankung zu behandeln. Bei Multipler Sklerose gibt es einige Symptome, die direkt oder indirekt mit Schmerzen verbunden sind (↑ Tabellen 2 und 3, S. 12–13). Das kann die Multiple Sklerose selbst sein, aber auch eine Sehstörung, eine Harnwegsinfektion, eine Muskelverspannung oder eine Spastik, die behandelt werden muss.

Doch nicht immer ist der Schmerz greifbar. Die neuropathischen Schmerzen, die durch die geschädigten Nervenbahnen entstehen, sind häufig chronisch. Auch wenn sie mit allen zur Verfügung stehenden Mitteln behandelt werden, kann nicht immer eine vollständige Schmerzfreiheit erreicht werden.

Die Schmerztherapie ist daher häufig eine Langzeittherapie mit dem vorrangigen Ziel, die Schmerzintensität, Schmerzhäufigkeit und

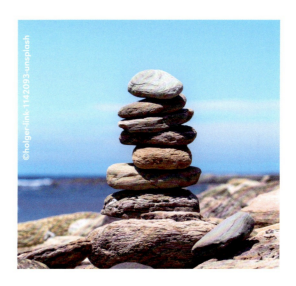

Schmerzdauer zu verringern. So möchte man erreichen, dass der Schmerzpatient eigenständig bleibt, seinen Alltag möglichst normal (und schmerzgelindert) gestalten kann und seine Arbeitsfähigkeit beibehält (↑ Tabelle 4, S. 28).

Ein wichtiger Baustein ist dabei auch die Behandlung und Aufdeckung der psychiatrischen und psychosomatischen Zusammenhänge der Schmerzen. Hier zeigt sich insbesondere ein Zusammenhang mit Fatigue, Kognition[7] und psychischen Erkrankungen wie Angsterkrankungen oder Depressionen.[8]

Tabelle 4: Ziele der Schmerztherapie

Ursachen finden	• Ursächliche Faktoren (Grunderkrankung) behandeln und möglichst beheben
Medikamente anpassen	• Reduzierung der Schmerzintensität, Schmerzhäufigkeit und Schmerzdauer • Therapieanpassung: Reduzierung und Anpassung der Dosis von Schmerzmedikamenten • Lebensqualität steht im Vordergrund

Selbstmanagement erlernen	• Verhaltenstherapie
	   • Auslöser erkennen
	   • Methoden zum Schmerzmanagement erlernen
	   • Selbst Einfluss auf den Schmerz nehmen
	• Soziale Aktivitäten
	• Selbsthilfegruppen
	• Rehabilitation

Stimmung verbessern	• Entlastungsgespräche • Psychotherapie • Entspannung • Psychische Belastungen und Folgen aufarbeiten (Depression, Angsterkrankung, Schlafstörungen u.a.)

Funktion verbessern	• Physiotherapie / Ergotherapie
	   • Mobilisierung durch Bewegung, um Folgeschäden durch Bewegungsmangel oder Schon- und Fehlhaltungen zu vermeiden
	   • Hilfsmittelversorgung

Die multimodale Schmerztherapie

Die Schmerzbehandlung bei Multipler Sklerose ist komplex und umfasst eine Vielzahl an Maßnahmen. Man spricht daher auch von der multimodalen Therapie, bei der ein Team aus Ärzten unterschiedlicher Fachrichtungen sowie Physiotherapeuten, Ergotherapeuten, Sporttherapeuten, Psychologen u.a. gemeinsam den Schmerz von unterschiedlichen Seiten angehen. Die medikamentöse Schmerztherapie ist dabei Teil eines Gesamtkonzeptes: von der medikamentösen Therapie über die Physiotherapie und Psychotherapie bis hin zur Soziotherapie.

Die medikamentöse Schmerztherapie

Die medikamentöse Therapie ist bei mittleren bis unerträglichen Schmerzen in der Regel nicht vermeidbar. Da sich Schmerzen auch stark belastend auf die Psyche, den Alltag und

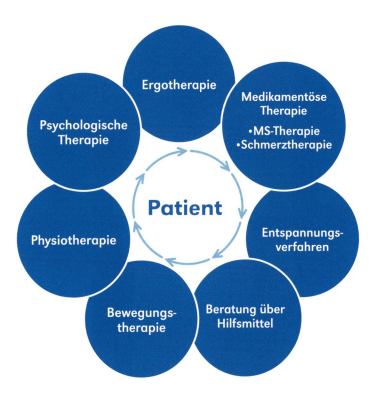

Abbildung 7: Die multimodale Schmerztherapie bei Multipler Sklerose

die Arbeitsfähigkeit auswirken können, sollte man frühzeitig damit beginnen, um die Folgeschäden so gering wie möglich zu halten.

Welche Medikamente verordnet werden, ist ganz von der Art und Intensität der Schmerzen abhängig. Gleichermaßen ist es wichtig, wie die Medikamente bei dem Betroffenen wirken und welche Begleiterkrankungen vorliegen. In der Regel geht man behutsam vor und tastet sich langsam an eine geeignete Medikation und Dosierung heran, evtl. auch als Kombination von verschiedenen Präparaten. Damit möchte man einerseits eine optimale Wirkung, andererseits möglichst geringe Nebenwirkungen erzielen.

Zur Behandlung von Schmerzen hat die WHO ein Stufenschema entwickelt, dass dem Arzt eine Grundlage für die medikamentöse Therapie bietet (↑ Abbildung 8).

Demnach werden in der ersten Stufe bei leichten Schmerzen Nicht-Opioide empfohlen wie Paracetamol, Ibuprofen, Diclofenac oder Metamizol. Das Schmerzmedikament kann zudem mit Präparaten kombiniert werden, welche die Wirkung der Schmerzmittel unterstützen. Dazu gehören Antidepressiva und Antiepileptika, ebenso wie etwa Muskelrelaxanzien oder Glucokortikoide (Kortison).

In der zweiten Stufe bei mäßig starken Schmerzen wird zusätzlich zu schwachen Opioiden wie

Stufe I
Leichte Schmerzen

Nicht-Opioide

z. B. Paracetamol, Ibuprofen, Diclofenac, Celecoxib, Metamizol

Stufe II
Mäßig starke Schmerzen

Schwache Opioide ± Nicht-Opioide

z. B. Codein, Tilidin, Tramadol

Stufe III
Starke Schmerzen

Starke Opioide ± Nicht-Opioide

z. B. Morphin, Hydromorphon, Fentanyl, Oxycodon, Buprenorphin

Stufe IV
Sehr starke Schmerzen

Invasive Maßnahmen

z. B. rückenmarksnahe Applikationen sowie computergesteuerte transportable oder implantierte Pumpensysteme

Abbildung 8: WHO-Stufenschema zur medikamentösen Schmerztherapie (modifiziert nach [9,10])

Codein, Tilidin oder Tramadol geraten. Erst bei starken Schmerzen sollte man auf starke Opioide wie Morphin, Hydromorphon, Fentanyl, Oxycodon oder Buprenorphin zurückgreifen.

Im Sinne einer multimodalen Schmerztherapie werden weitere unterstützende Maßnahmen wie Physiotherapie, Massagen, Hilfsmittelversorgung sowie eine Komedikation, sogenannte Adjuvantien, die Teilaspekte des Schmerzsyndroms behandeln, in Erwägung gezogen. Die Komedikation stützt einerseits die Schmerztherapie, beispielsweise indem sie eine schmerzhafte Spastik mindert, andererseits kann sie Nebenwirkungen von Schmerzmitteln wie Verstopfung oder Übelkeit entgegenwirken.

Das ursprüngliche Stufenschema enthielt nur die ersten drei Stufen. Inzwischen wird eine vierte Stufe bei sehr starken Schmerzen und chronischen Schmerzen erwogen. Dabei kommen invasive Maßnahmen wie rückenmarksnahe Applikationen und Medikamentenpumpen, Lokalanästhesien, Nervenblockaden oder Rückenmarkstimulationen zum Einsatz.

NSAR – Nicht Steroidale Entzündungshemmer

Bei leichten bis mittelstarken Schmerzen wie Kopf- und Gliederschmerzen oder Fieber wirken die sogenannten Nicht-steroidalen Entzündungshemmer, kurz NSAR, gut. Zu Ihnen gehören Medikamente wie Ibuprofen, Naproxen, Acetylsalicylsäure oder Diclofenac. Für eine dauerhafte Einnahme sind sie aufgrund ihrer Nebenwirkungen nicht geeignet. Bei Nervenschmerzen wirken sie allerdings nicht.

Opioide

Opioide werden bei mittelstarken bis sehr starken Schmerzen gegeben. Zu ihnen gehören Medikamente wie Morphin, Hydromorphon, Oxycodon, Buprenorphin oder Fentanyl. Sie können kontrolliert auch über einen längeren Zeitraum angewendet werden. Wendet man die Opioide unter ärztlicher Aufsicht an, ist die Suchtgefahr eher gering. Allerdings besteht die Gefahr, dass der Körper sich an die Dosis gewöhnt. Daher ist vor allem eine regelmäßige Überprüfung der Wirksamkeit und der passenden Dosis anzuraten.

Ist der Schmerzpatient richtig eingestellt, ist in der Regel auch keine Einschränkung seiner Konzentration und Fahrtauglichkeit zu erwarten. Bei der Einnahme von starken Schmerzmitteln wird empfohlen, sich vom Arzt einen Medikamentenausweis zu besorgen und sich die Fahrtauglichkeit bestätigen zu lassen. Die Fahrtauglichkeit kann beim TÜV ebenso freiwillig überprüft werden.[11]

Invasive Therapien

Wenn die zur Verfügung stehenden Schmerztherapien nicht ausreichend wirken, stehen invasive (eingreifende) Maßnahmen zur Verfügung. Hierzu gehören beispielsweise Injektionen zur lokalen Betäubung eines Schmerz- bzw. Triggerpunktes bei schmerzhaften Funktionsstörungen der Muskulatur. Dabei wird eine besonders schmerzhafte Stelle gezielt betäubt. Kombiniert wird dies dann meist mit einer Entspannungs- oder Bewegungstherapie, um die Ursache anzugehen.

Bei sehr starken Schmerzen können manchmal selbst Opioid-Tabletten nicht ausreichend den Schmerz lindern. Dann kann man über die Implantation einer Schmerzmittelpumpe nachdenken. Die Pumpe gibt direkt über einen Katheter festgelegte Arzneimittelmengen in den Liquor ab, der das Rückenmark umgibt.

Antidepressiva

Antidepressiva wie Amitriptylin, Clomipramin, Doxepin, Duloxetin und Imipramin wirken nicht nur gegen Depressionen. Es hat sich gezeigt, dass sie auch einen Einfluss auf die Weiterleitung von Schmerzreizen nehmen können. Daher werden Antidepressiva bei langandauernden neuropathischen Schmerzen und zur besseren Schmerzbewältigung wirksam eingesetzt. Hierzu wird das Medikament wesentlich geringer dosiert und nicht aufgrund einer vorliegenden Depression gewählt, sondern nur aufgrund der Schmerzart.

Viele Patienten mit chronischen Schmerzen weisen auch eine gedrückte Stimmung auf. Dies kann wiederum Schmerzen verursachen bzw. verstärken. Antidepressiva wirken damit gleichzeitig beiden Ursachen entgegen und fördern zudem die Entspannung und den Schlaf.

Antikonvulsiva

Antikonvulsiva wie Carbamazepin, Gabapentin, Lamotrigin, Oxcarbazepin, Pregabalin, Valproinsäure oder Topiramat werden vor allem zur Epilepsiebehandlung eingesetzt. Es hat sich allerdings gezeigt, dass sie ebenso gut gegen einschießende Nervenschmerzen wirken können. Hier wird oft eine höhere Dosis benötigt, um die gewünschte Wirkung zu erzielen.

Antispastika[12]

Ist eine medikamentöse Therapie bei einer vorliegenden Spastik indiziert, werden sogenannte Antispastika wie Tizanidin, Baclofen, Tolperison oder Nabiximols gegeben. Sie mindern die Spastik und dadurch die damit verbundenen Schmerzen.

Bei sehr schwerer Spastik kann die Dauerapplikation von Baclofen über implantierte Pumpsysteme direkt in das Nervenwasser (Liquor) erfolgen.

Botulinumtoxin A[12]

Botulinumtoxin A wird bei einer schmerzhaften Spastik direkt in den betroffenen Muskel gespritzt. Dadurch ist eine steuerbare Lähmung des jeweilgen Muskels möglich, die mit einer Spannungsminderung, einer Schmerzreduktion und Funktionsverbesserung einhergeht. Eine solche Therapie hält nur einige Monate an und muss dann wiederholt werden.

Cannabinoide[13,14]

Zur Behandlung der mittelschweren bis schweren therapieresistenten Spastik bei Multipler Sklerose ist das Cannabisextrakt Nabiximols zugelassen.

Das Arzneimittel unterscheidet sich vom illegal erworbenem „Straßen-Cannabis" dadurch, dass es nur zwei Cannabinoide enthält. Sie verhalten sich beide bezüglich der antispastischen Wirkung synergistisch und verstärken sich gegenseitig. Allerdings ist Nabiximols kein Suchtmittel und macht auch kein Hochgefühl. Es zeichnet sich durch eine deutlich langsamere Anflutung des THC-Plasmaspiegels („kein Flash"), durch niedrigere, längere und stabilere Blutspiegel, eine geringere Bioverfügbarkeit sowie durch ein geringeres Risiko unerwünschter Wirkungen aus.

Das Spray wird über die Mundschleimhaut als Oromukosalspray in einzelnen Sprühstößen gegeben. Neben einem antispastischen Effekt, reduziert Nabiximols auch signifikant

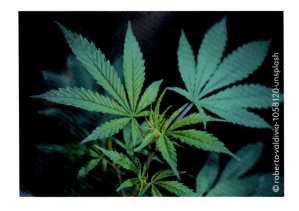

Spastik induzierte Schmerzen bei MS.[15] Dies ist insbesondere für schmerzhafte nächtliche Spastiken von Vorteil und verbessert Schlafstörungen.

Welche Medikamente verordnet werden, ist abhängig von der Art der Schmerzen. Einige Maßnahmen zur multimodalen Schmerztherapie (↑ Abbildung 7, S. 29) von häufig auftretenden Schmerzen bei Multipler Sklerose sind in Tabelle 5 (↑ S. 35) aufgeführt.

Im Folgenden sind einige ergänzende nichtmedikamentöse Therapien beschrieben.

Tabelle 5: Maßnahmen zur Schmerztherapie bei Multipler Sklerose

Symptom	Behandlung
Primär MS-assoziierte Schmerzen (Neuropathische Schmerzen)	
Trigeminusneuralgie Anhaltende extreme Nervenschmerzen Lhermitte-Zeichen	• Antidepressiva • Antikonvulsiva (Antiepileptika) • Opiate • Cannabinoide
Sekundär MS-assoziierte Schmerzen	
Spastik	• Orale Antispastika • Cannabinoide (Nabiximols) • Invasiv: Botulinum-Toxin A, Intrathekales Baclofen, Physiotherapie
Blasenstörungen	• Anticholinergika wie Oxybutynin, Tolterodin, Trospiumchlorid, Solifenacin, Darifenacin, Fesoterodin, Propiverin, Duloxetin • Desmopressin verringert Häufigkeit der Blasenentleerung • Botulinum-Toxin • Verhaltenstherapie • Beckenbodentraining mit /ohne Elektrostimulation • EMG-Biofeedback • Intermittierender Selbstkatheterismus • Invasive Therapien wie sakrale invasive Neuromodulation, rekonstruktive operative Verfahren
Schmerzen als Folge der MS-Therapie	
Fieber mit allgemeinem Schmerzsyndrom Lokale Injektionsschmerzen	• Lokal NSAR* • Paracetamol • Niedrig dosierte Steroide (Glucokortikoide „Kortison")
Kopfschmerzen	• NSAR • Paracetamol • Antidepressiva (Antikonvulsiva weniger wirksam) • ggfs. Umstellung der MS-Therapie

* Applizierte Gels, Salben oder Pflastersysteme helfen lokal und können die Nebenwirkungen verringern.

Physiotherapie

Die Physiotherapie ist ein wesentlicher Baustein in der MS-Therapie (↑ Abbildung 9). Bei MS-bedingten Schmerzen unterstützt die Physiotherapie die medikamentöse Therapie und dient

- zum Erhalt (z. B. in der Prävention zur Vorbeugung von Fehlhaltungen),
- zur Verbesserung (z. B. Verhinderung von Kontrakturen durch eine Spastik)
- und zur Wiederherstellung (z. B. Lähmung nach einem MS-Schub)

von körperlichen Funktionen, die Einfluss auf den Schmerz oder das Schmerzempfinden nehmen können. Der Schmerzpatient bekommt ein besseres Gefühl für seinen Körper und kann aktiver am Leben teilnehmen.

Bei schmerzhafter Spastik, Muskelschwäche, Muskelsteifigkeit, Gangstörungen, Gelenk- oder Rückenschmerzen sorgen aktive und passive Bewegungsübungen für mehr Kraft, Ausdauer, Beweglichkeit und ein besseres Koordinationsvermögen. Dadurch wird insgesamt nicht nur die Beweglichkeit, sondern auch die Aktivität gefördert. Das Training wirkt sich auf alle Bereiche des Lebens positiv aus, auch auf das Schmerzempfinden. Bei schmerzhafter Spastik wird gezielt die Muskulatur gedehnt, gelockert und entspannt. Ver-

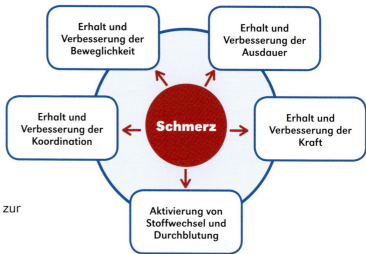

Abbildung 9: Ziele der Physiotherapie in der Schmerzbehandlung

steifte Gelenke und Muskeln können aktiv und passiv mobilisiert werden. Gleichgewichtstraining verbessert den Gang und sorgt dabei gleichzeitig für weniger Stürze. Dies ist gerade wichtig für Menschen, die an Osteoporose leiden und anfällig für Knochenbrüche sind.

Bei der Bewegung kann es zu einem Deafferenzierungschmerz (↑ S. 13) kommen, daher ist bei den Übungen Vorsicht geboten. Damit die Übungen besonders effektiv wirken, sollten diese am besten täglich zu Hause weitergeführt werden.

Ein Eigenübungsprogramm unterstützt das motorische Lernen, welches unter anderem wichtig für eine „normale Bewegung" ist.

Der Physiotherapeut erarbeitet nicht nur ein individuelles Übungsprogramm für zu Hause, sondern gibt auch Hilfen und Tipps zur Bewältigung von Problemen im Alltag, z. B. wie längere Wegstrecken zurückgelegt werden können oder man seine Kräfte am besten über den Tag verteilt („Tagesplanung").

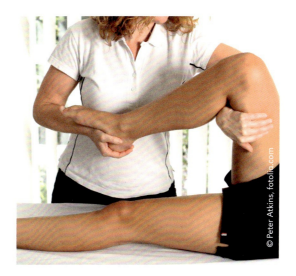

Bobath-Konzept

Das Bobath-Konzept findet Einsatz bei MS-Erkrankten und geht nach Befundaufnahme von einer Problemlösung aus. Dem Bobath-Konzept liegen keine speziellen, festen Übungen zugrunde, sondern es wird ein individuell zugeschnittenes Therapieprogramm entworfen.

Hier werden Gleichgewichtsreaktionen und Bewegungsabläufe von Ärzten, Physiotherapeuten, Ergotherapeuten, Neuropsychologen und Logopäden individuell auf den Alltag zugeschnitten. Sie sollen dem Patienten helfen, alltägliche Tätigkeiten wie Anziehen oder Waschen leichter zu bewältigen. Dadurch soll dem Patienten einerseits geholfen werden, seine Eigenständigkeit zu behalten, andererseits werden Folgeschäden durch körperliche Beeinträchtigungen und Schmerzen verhindert.

PNF-Therapie

Die PNF-Therapie (PNF= Propriozeptive Neuromuskuläre Fazilitation) verbindet die Physio- und die Ergotherapie. Sie orientiert sich an den eigenen Fähigkeiten und Ressourcen des Patienten. Mit der Methode der PNF werden Muskeln, Sehnen und Gelenke über Druck und Dehnungsrezeptoren stimuliert und aktiviert. Je nach Krankheitsbild werden so Bewegungsmuster eingeübt, die schwer fallen oder ganz fehlen. Das können z. B. alltägliche Fähigkeiten sein wie das Aufstehen, das Gehen, das Treppensteigen, die Geschicklichkeit der Hände oder das An- und Auskleiden.

Vojta-Therapie

Bei der Vojta-Therapie werden an bestimmten Körperstellen durch gezielten Druck Reize gesetzt, auf die der Patient mit angeborenen Bewegungsmustern antwortet. Dadurch werden bei MS-Erkrankten die Muskeln für elementare Bewegungsmuster wieder trainiert, die zur Stabilisierung der Körperhaltung und zur Steuerung der Gliedmaßen notwendig sind.

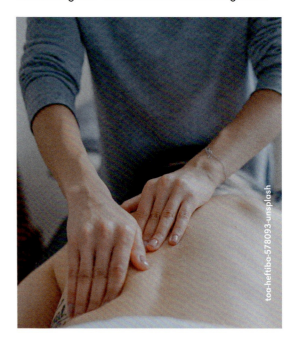
toa-heftiba-578093-unsplash

Physikalische Maßnahmen

Je nach Art und Ursache der Schmerzen können auch einige physikalische Maßnahmen die Schmerzbehandlung unterstützen. Dazu gehören u.a. folgende Verfahren:

- Massagen
- Transcutane elektrische Nervenstimulation (TENS)
- Repetitive transkranielle Magnetstimulation (rTMS)
- Kältebehandlung
- Wärmetherapie
- Ultraschalltherapie / Desensibilisierung

Sofern MS-Erkrankte vom Uhthoff-Phänomen betroffen sind, können Kühlwesten im Sommer helfen.

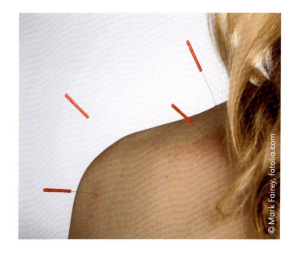

Akupunktur

Bei der Akupunktur werden mittels feiner Nadeln in der Haut bestimmte (sensible) Punkte im Körper stimuliert. Dadurch möchte man den gestörten Energiefluss wieder harmonisieren.

Je nachdem, wo die Nadeln gesetzt werden, können sie den Muskeltonus verbessern, Schmerzen lindern oder gegen Übelkeit und Erbrechen wirken.

Ergotherapie und Hilfsmittelversorgung

Die Ergotherapie unterstützt die Selbständigkeit in allen persönlichen, sozialen und beruflichen Bereichen. Der Ergotherapeut achtet darauf, dass Fehlhaltungen vermieden werden. Er schult gelenk- und kräfteschonendes Verhalten und sorgt dafür, dass der Patient seine Belastungsgrenze erkennt und akzeptiert. Ziel ist sowohl das Wiedererlangen einer ökonomischen Bewegung als auch das Verhalten unter Beachtung der Körperfunktion und -struktur, Umwelt und personenbezogener Faktoren.

Zu seinen Aufgaben gehören u.a.

- Training alltäglicher Aufgaben, z. B. Anziehen, Waschen, Schreiben
- Anpassung der Wohnung, z. B. Greifhilfen oder Haltegriffe
- Anpassung des Arbeitsplatzes, z. B. Rampen, Stehpult, größere Tastaturen

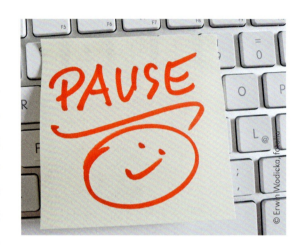

- Hilfsmittelversorgung, z. B. Gehstock, Orthesen, Gelenkschutz
- Entwicklung einer angemessenen Tagesplanung

Damit hilft der Ergotherapeut nicht nur dabei, den normalen Alltag besser zu bewältigen, sondern unterstützt gleichermaßen die Teilhabe am sozialen Leben und die Arbeitsfähigkeit.

Psychotherapie

In der Psychotherapie spricht man über problematische Situationen, die mit chronischen

Schmerzen verbunden sind und diskutiert Bewältigungsmöglichkeiten. Das kann die Angst vor Schmerzen sein, die zu Inaktivität und sozialem Rückzug führt oder eine gedrückte Stimmung. Gemeinsam probt man Verhaltensänderungen im Rollenspiel oder der Psychotherapeut vermittelt Entspannungstechniken. Die erzielten Fortschritte und Rückfälle im Alltag werden in weiteren Sitzungen diskutiert, bis der Schmerzpatient gelernt hat, besser mit den Schmerzen umzugehen.

Verhaltenstherapie

Menschen mit chronischen Schmerzen sprechen nicht immer auf die Standardtherapie an. Denn auch die innere Einstellung, das eigene Verhalten und Gefühle können Schmerzen verstärken oder auch erzeugen. Hier ist es oft hilfreich, den Schmerz von einer anderen Seite anzugehen und sowohl den Umgang mit dem Schmerz als auch die Einstellung zum Schmerz selbst zu verändern.

Durch Selbstbeobachtung kann man den Schmerz besser kennenlernen, ihn analysieren (Wann, wo und wie tritt der Schmerz auf? Aber auch: Wodurch wird es besser?) und lernen, selbst Einfluss darauf zu nehmen.

Durch eine Neustrukturierung des Tagesablaufs, bei der man Aktivität und Ruhephasen bewusst in den Alltag einbaut, kann dies teilweise gelingen. Dabei ist das Ziel, schmerzauslösende Tätigkeiten oder Ereignisse zu identifizieren und den Umgang damit zu erlernen. Gerade Menschen, die Angst vor dem Bewegungsschmerz haben, schonen sich übermäßig und verschlimmern so auf lange Sicht den Schmerz, beispielsweise durch eine untrainierte Muskulatur.

Hier empfiehlt es sich, geeignete Übungen und Entspannungstechniken zu finden, die in den Alltag eingebaut werden können (s.a. Bobath-Konzept, Vojta- und PNF-Therapie). Damit kann man die eigene Selbstständigkeit auf Dauer unterstützen.

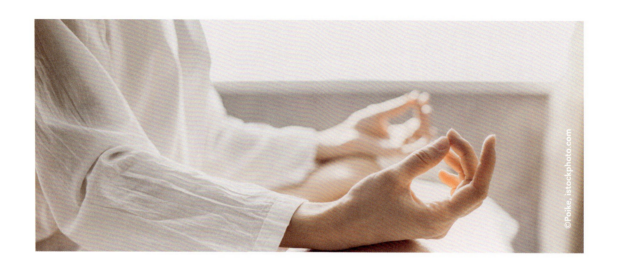

Entspannungsverfahren

Der Körper reagiert auf Schmerzen mit Stress. Durch die Entspannung des vegetativen Nervensystems (Blutdruck, Herzschlag, Atmung u.a.) kann man dem Stress entgegentreten, ebenso einer schmerzenden, verspannten Muskulatur.

Entspannungstechniken wie die Progressive Muskelentspannung nach Jacobsen stellen eine wichtige verhaltenstherapeutische Maßnahme in der Basistherapie von Schmerzen dar. Sie sorgen für ein geringeres Schmerzempfinden und lenken den Körper vom Schmerz ab. Schmerzen werden dadurch als nicht mehr so belastend wahrgenommen. Durch ein verbessertes Körpergefühl und mehr innere Ruhe kann der Übende psychische und körperliche Anspannungen besser wahrnehmen und gezielt lockern.

Entspannungsübungen kann man täglich in den Tagesablauf einbauen. Insgesamt sorgt dies für mehr Gelassenheit im Alltag und das Gefühl, dem Schmerz nicht hilflos gegenüber zu stehen.

Progressive Muskelentspannung nach Jacobsen

Die Progressive Muskelentspannung nach Jacobsen ist eine leicht zu erlernende Entspannungstechnik. Hierzu spannt man zunächst eine Muskelgruppe willentlich an und entspannt sie danach mindestens doppelt so lang.

So werden Muskelverspannungen aufgehoben und ein spürbares Entspannungsgefühl im ganzen Körper erzielt.

Die Übungen werden im Liegen oder in einer bequemen Sitzhaltung ausgeführt. Nach und nach wird der ganze Körper angespannt und entspannt: von der rechten Hand über die Arme und das Gesicht über den Rücken, den Bauch und die Beine bis hin zu den Füßen.

Durch die bewusste Steuerung der Muskelgruppen können frühzeitig Verspannungen oder Schwächen wahrgenommen, aufgehoben oder sogar verhindert werden. Die Progressive Muskelentspannung nach Jacobsen nimmt damit direkten Einfluss auf das Schmerzempfinden, vermittelt Ruhe und Gelassenheit, lindert Schlafstörungen und verbessert allgemein die Stressverträglichkeit.

Autogenes Training

Das Autogene Training ist nur unter Anleitung mit viel Übung und Geduld zu erlernen, da bei akuten und chronischen Schmerzen die Wahrnehmung während der Übung schnell durch die Schmerzen überlagert werden kann.

Sechs Grundübungen sorgen für Ruhe und Entspannung. Gleichzeitig fördern sie allgemein die Konzentration und Stressverträglichkeit. Die Übungen werden meistens im Sitzen ausgeführt. Sie haben das Ziel, die Aufmerksamkeit vom Schmerz auf andere Empfindungen zu richten. Dazu wird dem Übenden eine Empfindung suggeriert: z. B. „Meine Beine sind ganz schwer". So gelangt der Körper in einen tiefen Entspannungszustand. Durch autogenes Training kann das Schmerzempfinden direkt positiv beeinflusst werden.

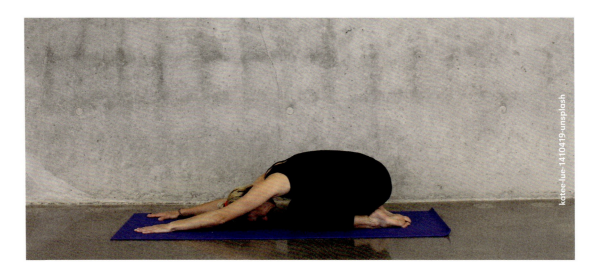

Yoga

Mit Yoga möchte man Geist, Körper und Seele in einen Entspannungszustand bringen. Je nach Yoga-Stil, sind die Übungen mehr oder weniger körperbetont. Dabei werden Dehn- und Kräftigungsübungen unterstützt von speziellen Atemübungen. Meditationsübungen dienen zur Tiefenentspannung. Dadurch erlangt man einerseits mehr körperliche Vitalität und Fitness, andererseits entspannt der ganze Körper. Yoga wirkt so gegen Stress und Schmerzen.

Qigong

Qigong ist eine Entspannungstechnik, die ihren Ursprung in der Kampfkunst und Meditation hat. Durch die richtige Atmung und sanfte Körperbewegungen baut man Stress ab und entspannt die Muskulatur. Dadurch erlangt man nicht nur Ausgeglichenheit und innere Ruhe, sondern hat auch weniger Schmerzen durch Verspannungen. Qigong entspannt und beeinflusst das Schmerzempfinden.

Biofeedback

Mit der Biofeedback-Methode kann man durch Wahrnehmungstraining lernen, unwillkürliche Körperfunktionen gezielt zu beeinflussen.

Dabei wird die innere Anspannung gemessen und durch Töne hörbar gemacht. Die Muskelaktivität kann man beispielsweise über Nadel- oder Oberflächenelektroden messen (EMG-Feedback), verstärken und in sicht- oder hörbare Signale übersetzen. Stress kann man z. B. auch über Hauttemperatur, Blutdruck, Puls oder Gehirnströme darstellen.

Der Untersuchte lernt durch das bewusste Erleben (Ton / Bild) seiner Erregung, die Muskelspannung willentlich zu beeinflussen. Dies erfolgt durch die eigenen Gedanken oder bewusstes Entspannen, z. B. durch tiefes Einatmen.

Biofeedback ist damit eine gute Methode, den Schmerz ganz bewusst selbst zu reduzieren.

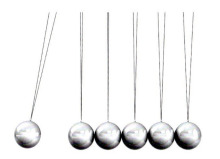

Hypnose

Die Hypnose dient vor allem zur Linderung von Schmerzen und behebt nicht die Ursache. Bei gleichzeitiger Entspannung wird die eigene Wahrnehmung auf eine andere Vorstellung gelenkt. Durch eine Spaltung des Bewusstseins wird die Schmerzwahrnehmung ausgeblendet. Die Selbsthypnose kann erlernt werden und bei chronischen Schmerzen eine effektive Entspannung im Alltag bringen. Hypnose ist eine Methode, mit der man die Schmerzen im Alltag mal ausblenden kann, um zu entspannen und eine kurze Erholungspause einzulegen. Wissenschaftliche Evidenz für diese Methode gibt es allerdings noch nicht.

Zusammenfassung

Multiple Sklerose und ihre Symptome sind häufig begleitet von Schmerzen. Sie beeinträchtigen den Alltag von MS-Erkrankten erheblich.

Die Angst vor Schmerzen kann dafür sorgen, dass Schmerzpatienten inaktiv werden und sich aus ihren normalen und sozialen Alltagsaktivitäten zurückziehen. Ihre Kraft und Ausdauer lässt nach, die Stimmung wird schlechter und die Betroffenen reagieren noch sensibler auf den Schmerz. Deshalb sind Schmerzen auch oft verbunden mit Fatigue, kognitiven Störungen und Depressionen.

Ein Teufelskreis, den man durch eine frühzeitige Therapie unterbrechen sollte. Denn wenn das Schmerzgedächtnis nicht mehr gelöscht werden kann, wird der Schmerz chronisch und zum Mittelpunkt des täglichen Lebens.

Schmerzen können gut behandelt werden. Viele Betroffene scheuen davor, starke Schmerzmittel oder invasive Verfahren zu nutzen. Zu groß ist die Unsicherheit hinsichtlich der Nebenwirkungen und Suchtgefahr. Dabei

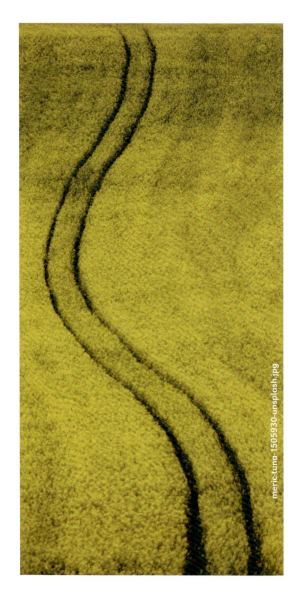

bietet die medikamentöse Therapie, wenn sie durch einen Schmerztherapeuten begleitet wird, eine wirksame Schmerzbehandlung und die Möglichkeit, den chronischen Schmerzen zu entfliehen. Eine wirksame Schmerztherapie verbessert die Lebensqualität merklich.

Auch die Betroffenen selbst können aktiv etwas gegen die Schmerzen tun. Sie können lernen, auf sich selbst zu achten, ihre Wahrnehmung für Schmerzauslöser zu schärfen und schließlich ihr Verhalten so zu ändern, dass der Schmerz positiv beeinflusst wird, im besten Fall vielleicht gar nicht erst entsteht.

Gibt man den Schmerzen zu viel Aufmerksamkeit, dann breiten sie sich im Raum weiter aus. Hingegen, blendet man sie aus und lenkt die Gedanken auf die positiven Dinge des Lebens, werden sie unwichtiger und kleiner. Und so empfindet man auch weniger Schmerz.

Innere Ausgeglichenheit und Ruhe, ein gutes Gleichgewicht zwischen Aktivität und Entspannung und soziale Kontakte sind damit neben einer medikamentösen Therapie die wichtigsten Waffen gegen den Schmerz.

Literaturverzeichnis

1. Solaro C, Uccelli MM: Management of pain in multiple sclerosis: a pharmacological approach. Nat Rev Neurol. 2011 Aug 16;7(9):519-27. doi: 10.1038/nrneurol.2011.120.

2. Solaro C et al.: The prevalence of pain in multiple sclerosis – A multicenter cross-sectional study. Neurology. 2004;63:919-921.

3. Truini A, Barbanti P, Pozzilli C, Cruccu G: A mechanism-based classification of pain in multiple sclerosis. J Neurol. 2013 Feb;260:351–367.

4. DGN-Leitlinien: Diagnostik neuropathischer Schmerzen, Federführend: Prof. Dr. Gunnar Wasner, Kiel, Stand: 30.09.2012.

5. DGN-Leitlinien: Diagnose und Therapie der Multiplen Sklerose, Federführend: Prof. Dr. Ralf Gold, Bochum, Stand: Januar 2012, Ergänzung August 2014.

6. Becker A, Becker M, Engeser P, Herrmann M: DEGAM-Leitlinie Chronischer Schmerz, Stand: September 2013.

7. Scherder R, Kant N, Wolf E, Pijnenburg ACM, Scherder E: Pain and Cognition in Multiple Sclerosis, Pain Medicine 2017;18:1987–1998, doi: 10.1093/pm/pnw290.

8. Alschuler KN, Ehde DM, Jensen MP: Co-Occurring Depression and Pain in Multiple Sclerosis, Phys Med Rehabil Clin N Am. 2013 Nov;24(4):703-15. doi:10.1016/j.pmr.2013.06.001.

9. Vargas-Schaffer G: Is the WHO analgesic ladder still valid? Twenty-four years of experience. Can Fam Physician. 2010 Jun;56(6):514–517.

10. World Health Organization. Traitement de la douleur cancéreuse. Genève: Organisation mondiale de la Santé 1987.

11. Deutsche Schmerzgesellschaft (DGSS): https://www.dgss.org/patienteninformationen/medizinische-schmerzbehandlung/schmerzmittel-und-fahrtauglichkeit/ (zuletzt besucht am 17.12.2018).

12. Pöhlau D, Berlijn S: Aktiv leben trotz Spastik bei Multipler Sklerose, dmv 2016.

13. Jawahar R, Oh U, Yang S, Lapane KL: A systematic review of pharmacological pain management in multiple sclerosis. Drugs 2013;73:1711-1722. doi: 10.1007/s40265-013-0125-0.

14. Tanasescu R, Constantinescu CS: Pharmacokinetic evaluation of nabiximols for the treatment of multiple sclerosis pain. Expert Opin Drug Metab Toxicol. 2013;9:1219-1228.

15. Marková J, Essner U, Akmaz B, Marinelli M, Trompke C, Lentschat A, Vila C: Sativex® as Add-on therapy vs. further optimized first-line ANTispastics (SAVANT) in resistant multiple sclerosis spasticity: a double-blind, placebo-controlled randomised clinical trial. Int J Neurosci. 2019 Feb;129(2):119-128. doi: 10.1080/00207454.2018.1481066.